# BEI GRIN MACHT SICH IHR WISSEN BEZAHLT

AF130536

- Wir veröffentlichen Ihre Hausarbeit,
  Bachelor- und Masterarbeit

- Ihr eigenes eBook und Buch -
  weltweit in allen wichtigen Shops

- Verdienen Sie an jedem Verkauf

## Jetzt bei www.GRIN.com hochladen und kostenlos publizieren

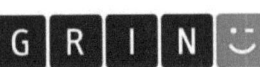

# "Retail Clinics". Analyse eines Marktumfelds

**Bibliografische Information der Deutschen Nationalbibliothek:**

Die Deutsche Nationalbibliothek verzeichnet diese Publikation in der Deutschen Nationalbibliografie; detaillierte bibliografische Daten sind im Internet über http://dnb.d-nb.de abrufbar.

ISBN: 9783389005156
Dieses Buch ist auch als E-Book erhältlich.

© GRIN Publishing GmbH
Trappentreustraße 1
80339 München

Druck und Bindung: Books on Demand GmbH, Norderstedt Germany
Gedruckt auf säurefreiem Papier aus verantwortungsvollen Quellen

Das vorliegende Werk wurde sorgfältig erarbeitet. Dennoch übernehmen Autoren und Verlag für die Richtigkeit von Angaben, Hinweisen, Links und Ratschlägen sowie eventuelle Druckfehler keine Haftung.

Das Buch bei GRIN: https://www.grin.com/document/1460013

# Hausarbeit

| | |
|---|---|
| | |
| | |
| Studiengang | M.A. Prävention und Gesundheitsmanagement |
| Studienmodul | Gesundheitsmanagement II |
| **Termin**<br>**Lehrveranstaltung**<br>(siehe Ergebnisdokumentation) | |
| Aufgabe | „Retail clinics" – Analyse eines Marktumfelds |

# Inhaltsverzeichnis

# 1 Konzeptionelle Bezugsrahmen

Diese Hausarbeit befasst sich mit der Analyse der „retail clinics" und untersucht das Geschäftsmodell und die Möglichkeit einer Etablierung des Systems im deutschen Gesundheitsmarkt. In dem folgenden Kapitel wird das Konzept „retail clinic" nach dem Geschäftsmodellansatz und der Analyse nach Sachfunktion genauer betrachtet.

## 1.1 Geschäftsmodellansatz

Zur Analyse von Organisationen und Unternehmen kann der Geschäftsmodellansatz als konzeptioneller Bezugsrahmen angewandt werden. Dieser besteht aus den fünf Teilmodellen Leistungs-, Markt-, Produktions-, Kosten- und Erlösmodell. Das Modell beantwortet die Frage nach der Existenzberechtigung eines Unternehmens. Der zentrale Kern des Geschäftsmodells ist das Leistungsmodell, das ein Problem des Kunden oder einen Bedarf lokalisiert und die angebotene Dienstleistung oder das Produkt als Lösung präsentiert.

Tabelle 1 stellt die Teilmodelle des Geschäftsmodellansatzes dar und liefert Differenzierungen und Beispiele zu den einzelnen Segmenten.

Tab. 1: Teilmodelle des Geschäftsmodellansatzes

| Teilmodell | Beschreibung | Beispiele/Differenzierungen |
|---|---|---|
| Leistungsmodell | Problem des Kunden und Lösungsbeitrag des Anbieters | Angebotene Dienstleistung oder Produkt |
| Marktmodell | Angesprochene Kunden/Zielgruppe | Wettbewerber, Kundenbeziehungen, Distributionen, Kundensegmente |
| Produktionsmodell | Technologie, mit der die Leistung erbracht wird | Ressourcen, Aktivitäten und Prozesse, Kooperationen und Netzwerk-Partnerschaften |
| Kostenmodell | Finanzielles Abbild der Produktion | Personalkosten, Miete, Material |
| Erlösmodell | Finanzierungsmodell | Zahlungseingänge, Finanzierungsquellen |

## 1.2 Analyse nach Sachfunktionen und Freiheitsgrade im Managementbereich

Ein weiterer Ansatz ist die Analyse nach Sachfunktionen. In diesem konzeptionellen Bezugsrahmen werden die Aufgaben des Managements beziehungsweise des Managers in verschiedene Teilbereiche gegliedert. Diese Aufgaben werden als Sachfunktionen bezeichnet. Zu ihnen zählen Kundenmanagement, Finanzmanagement, Personalmanagement, Informationsmanagement und allen voran das Leistungsmanagement (Busse, Schreyögg und Stargardt, 2022, S.8). Speziell das Gesundheitswesen unterliegt gesetzlichen Regularien, die einen gewissen Handlungsspielraum zulassen. Je mehr Einfluss das Management auf diese Bereiche ausüben kann, desto größer sind die Freiheitsgrade. Gemäß der Aufgabenstellung wird im Folgenden erläutert, welcher Managementbereich mit Fokus auf das Leistungsmanagement, Kundenmanagement und Finanzmanagement am meisten Freiheitsgrade für einen niedergelassenen Arzt in Deutschland bietet.

Zu Leistungsmanagement: Für Ärzte in Deutschland gilt prinzipiell die Freiheit der Niederlassung, was bedeutet, dass sie sich in einer eigenen Praxis organisieren dürfen. Eine Voraussetzung hierfür ist, dass eine Approbation vorliegt und sie die Fortbildung zum Facharzt durchlaufen haben und diese erfolgreich abgeschlossen wurde (Miani et al., 2015). Ohne eine Zulassung als Vertragsarzt bei der kassenärztlichen Vereinigung ist es dem praktizierenden Arzt in diesem Stadium nur gestattet, Privatpatienten und Selbstzahler zu behandeln. Damit eine Kostenübernahme durch die gesetzlichen Krankenversicherungen erfolgen kann, muss der Arzt eben diese Zulassung als Vertragsarzt besitzen. Durch diese Zulassung wird die Auswahl des Standorts der Praxis eingeschränkt, da die kassenärztliche Vereinigung eine flächendeckende Versorgung anzubieten anstrebt und Vorgaben für die Auswahl eines Niederlassungsort angibt beziehungsweise diese intern prüft.

Ärzte können sich außerdem in Gemeinschaftspraxen oder einem medizinischen Versorgungszentrum organisieren. Auch eine Anstellung in beispielsweise Rehabilitationseinrichtung ist möglich.

Die Auswahl des Angebots für gesetzlich versicherte Patienten und der Umfang der Leistungserbringung ist in §73 SGB V geregelt. Der Arzt kann abhängig von seiner Profilierung weitere Leistungen für Selbstzahler anbieten, deren Kosten die Patienten selber aufkommen müssen.

Zu Kundenmanagement: Die Möglichkeiten für Ärzte und Krankenhäuser um Kunden zu werben sind stark limitiert und gesetzlich geregelt. Anpreisen der Dienstleistungen sind nach §27 Absatz 3 MBO-Ä untersagt und §6 TMG regelt zudem, welche Informationen auf den Homepages dargestellt werden müssen. Relevant sind außerdem Gesetz gegen unlauteren Wettbewerb und das Gesetz über die Werbung auf dem Gebiet des Heilwesens.

Patienten können die Praxis jedoch aktiv auf sozialen Netzwerken und per Google Bewertung weiterempfehlen. Ein gutes Image der Praxis kann durch eine positive customer journey im Bezug auf freundliches und hilfsbereites Personal, Kompetenz, gute Kommunikation, Prozessoptimierung und einer guten Lage der Praxis erwirkt werden. Ein gut etabliertes Qualitätsmanagement trägt zu der Patientenzufriedenheit bei und kann die Patientenbindung aufbauen und stärken.

Zu Finanzmanagement: Die Wahl der Organisationsform ist unmittelbar an das Finanzmanagement geknüpft. So besteht der Trend, dass Einzelpraxen rückläufig sind, weil sie die Möglichkeit zur Gewinnsteigerung am ehesten limitieren. Der Umsatz für Leistungen ist gesetzlich als Honorar festgelegt und kann nicht frei bestimmt werden, sodass die einzigen Wege für eine Umsatzsteigerung eine Kostenreduktion oder eine Erweiterung des Angebots auf Selbstzahlerbasis sind. Aufgrund der Kosteneinsparungen schließen sich Ärzte zu Gemeinschaftspraxen zusammen oder kooperieren in einem medizinischen Versorgungszentrum. Teilen sich zwei Ärzte eine Praxis, so sind die Kosten bereits halbiert.

Die Frage, welcher Managementbereich die meisten Freiheitsgrade bietet, ist mit Finanzmanagement zu beantworten. Es kann aktiv Einfluss auf Kostenfaktoren wie beispielsweise Ausstattung, Personalkosten, Materialkosten und Abschreibungen genommen werden, um den Profit zu maximieren. Veränderungen in diesem Bereich wirken sich unmittelbar auf die anderen Managementbereiche aus. Die Art der Berufsausübung des Arztes beispielsweise ist unmittelbar mit dem Leistungsmanagement geknüft. Es kann unter anderem entschieden werden, welche Organisationsform der Arbeit gewählt wird, wie viele Wochenstunden der Arzt arbeitet, wie viele Mitarbeiter eingestellt werden, um nur einige Beispiele zu nennen.

# 2 Grundlegende Aspekte von „retail clinics"

## 2.1 Definition „retail clinic"

Der Begriff „retail clinic", zu deutsch „Einzelhandelsklinik", beschreibt medizinische Einrichtungen in Supermarktketten, Apotheken und Geschäften im Einzelhandel (RAND Corporation, 2016). In ihnen werden Gesundheitsdienstleistungen, wie zum Beispiel Impfungen, Behandlung von Infekten und Versorgung kleiner Verletzungen sowie Präventionsmaßnahmen, angeboten (McGough, Norris, Scott & Burner, 2017). Die Leistungen werden von „nurse practitioners" und „physical assistants", also qualifizierten Arzthelfern oder qualifiziertem Pflegepersonal durchgeführt und sind bis Abends und sogar am

Wochenende verfügbar. Die Preispolitik ist transparent und die Leistungen können durch das Geschäftsmodell günstiger als in der Notaufnahme oder in Arztpraxen angeboten werden. Die Leistungen sind auf eine bestimmte Zielgruppe zugeschnitten und in einem hohen Maße standardisiert, was die Skalierbarkeit ermöglicht und den Preis für Inhaber und Kunden reduziert. Zudem sind Wartezeiten durch die große Anzahl und der guten Verfügbarkeit der „retail clinics" geringer verglichen mit Arzt- und Krankenhausbesuchen (RAND Corporation, 2016).

## 2.2 Aktuelle Entwicklung und Marktsituation von „retail clinics"

Die erste „retail clinic" eröffnete im Jahr 2000 in den USA. Im Jahr 2018 waren es bereits circa 2800 Einrichtungen und Prognosen zufolge wird die Anzahl der „retail clinics" in Zukunft weiterhin wachsen (Statista, 2019). Die Zahl der Patienten hat sich nach einer Studie der RAND Corporation (2016) innerhalb von fünf Jahren verdoppelt und derzeit werden pro Klinik täglich circa 10-30 Patienten behandelt (Knapp, Yoshizuka, Sasaki-Hill & Caygill-Walsh, 2019). Abbildung 1 zeigt die Verteilung der „retail clinics" in den USA. Dabei ist erkennbar, dass sich die meisten „retail clinics" in Texas, Illinois, Ohio, Florida, Californien, Arizona und Minnessota befinden.

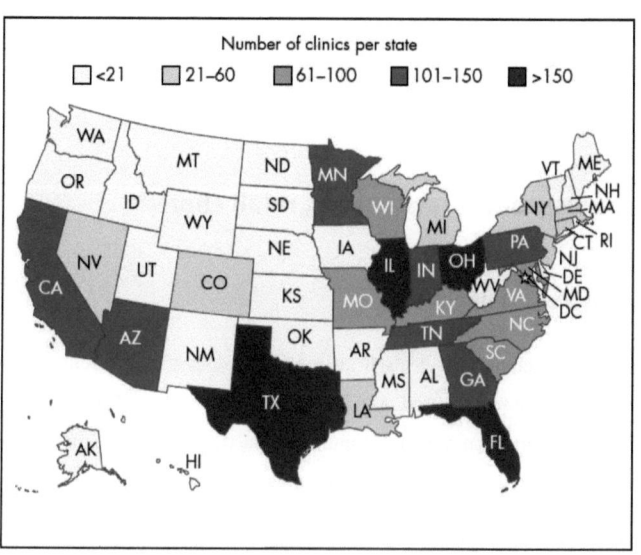

Abb. 1: Anzahl und Verteilung von „retail clinics" in den USA (RAND Corporation, 2016; zitiert nach Martsolf et al., 2016).

Die Kliniken befinden sich meist in urbanen Gegenden und sind für 35% der Einwohner innerhalb von 10 Minuten mit dem Auto erreichbar. Tendenziell liegen sie eher in Gebieten, in denen sich Haushalte mit einem überdurchschnittlichen Einkommen und überwiegend weißer Bevölkerung befinden (RAND Corporation, 2016).

Laut Witowski (2023) werden 85% der „retail clinics" von den Supermarktketten CVS, Walgreens und Walmart betrieben. Abbildung 2 stellt die Marktverteilung von „retail clinics" dar und gibt Aufschluss über die einzelnen Akteure, die auf dem Markt agieren.

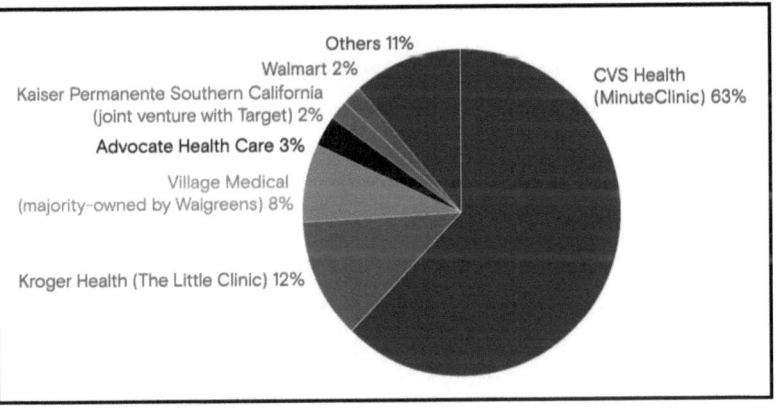

Abb. 2: Marktverteilung von „retail clinics" (nach Witowski, 2023)

Anders als in Deutschland gibt es in den USA keine einheitlich geregelte Versorgung von Gesundheitsleistungen, wie wir es von der gesetzlichen Krankenversicherung kennen. Auch eine Versicherungspflicht ist nicht vorhanden. Der Gesundheitssektor in den USA ist privatisiert und wird von „Healhts Maintenance Organizations" oder auch „Managed Care Organizations" regiert. Die unterschiedlichen Gesundheitsversicherungen haben Verträge mit verschiedenen Ärzten, weswegen die Arztwahl in den USA nicht frei ist. Es ist ein direkter Einfluss auf das Verhalten der Ärzte und dem der Patienten. Die Gesundheitsversicherungen sind hinsichtlich der Betriebsführung mit den privaten Krankenversicherungen vergleichbar und verfolgen das Ziel der Kostenredution, damit der Gewinn maximiert wird (Bey, 2001).

„Retail clinics" bieten der breiten Bevölkerung zusammenfassend eine simple und kostengünstige Behandlung ihrer Gesundheitsbeschwerden unabhängig vom Versichertenstatus.

# 3 Leistungsmanagement von „retail clinics"

## 3.1 Strukturqualität der „retail clinics"

Donabedian gliedert das Qualitätsmanagement im Gesundheitswesen in drei Teilbereiche auf: Struktur-, Prozess- und Ergebnisqualität. Die Strukturqualität beschreibt die Qualität des organisatorischen Rahmens des Arbeitsprozesses und untersucht den Input, der zur Durchführung der Dienstleistung notwendig ist, nämlich die personelle Ressourcen, die finanziellen Mittel, die Arbeitsmaterialien und die Infrastruktur (Braun, Robbers, Lakomek, 2017). Das Produkt ist der zu behandelnde Patient. In diesem Abschnitt wird die Strukturqualität gemäß der Aufgabestellung auf drei Aspekte der „retail clinics" angewendet und mit der Strukturqualität einer deutschen Arztpraxis verglichen.

Personelle Ressourcen: In den „retail clinics" arbeiten vorwiegend „nurse practicioners" und „physician assistants", die etwa mit den deutschen Pflegeassistenten oder Arzthelfern vergleichbar sind, welche dazu befähigt sind, die Leistungen in den „retail clinics" durchzuführen. Nach amerikanischem Verständnis ist dies ausreichend, da keine komplexen Behandlungen angeboten werden. In einer deutschen Arztpraxis arbeitet immer mindestens ein Mediziner, der ein mehrjähriges Studium, eine Fachausbildung und eine Approbation durchlaufen hat. Zuzüglich sind in den meisten Fällen ebenfalls Assistenten angestellt, die die Praxis zwar mitverwalten und kleinere Aufgaben wie das Blutdruckmessen durchführen, aber den Patienten nicht behandeln beziehungsweise Diagnosen stellen.

Arbeitsmaterialien und technische Ausstattung: Die in „retail clinics" angebotenen Leistungen beschränken sich ausschließlich auf simple Behandlungen und Diagnosen, weswegen die Einrichtungen mit weniger Ausstattung im Vergleich zu herkömmlichen Arztpraxen oder Krankenhäusern betrieben werden können (Gerste, 2007). Komplexe Diagnoseverfahren wie beispielsweise Röntgen, EKG und Kernspintomographie zählen nicht zu den Leistungen der „retail clinics" und werden nach wie vor von Ärzten und spezialisierten Medizinern durchgeführt. Zu den Leistungen wird in Kapitel 3.2 gesondert Bezug genommen. Die Ausstattung der Arztpraxen in Deutschland richtet sich je nach Fachbereich. Aufgrund der großen Varianz an Diagnosegeräten, die nicht zuletzt auf die Profession und Eigenheit des praktizierenden Arztes basieren, besteht die Gefahr der Über-, Unter- und Fehlversorgung. Zu den gängigen Gerätschaften und Praktiken einer Hausarztpraxis zählen unter Anderem EKG, Spirometrie, Sonographie, Protoskop, Retroskop, Audiometer, Blutdruckmessgerät, Dermatoskop (Enzmann, 2015).

Infrastruktur: Das Konzept der „retail clinics" sieht vor, dass die Praxen in bestehende Supermärkte, Apotheken und Drogerien integriert sind und diese dort auch betrieben werden. In Deutschland steht es einem Mediziner frei, ob er in einer Einzel- oder Gemeinschaftspraxis, in einer Gruppenpraxis, in einem medizinischen Versorgungszentrum oder als angestellter Arzt arbeiten möchte. Jede Entscheidung über die Organisationsform ist an bestimmte Bedingungen geknüpft wie zum Beispiel beschränkte Freiheit in der Auswahl des Standorts (Klimm & Peters-Klimm, 2023, S.77-78).

## 3.2 Leistungserbringung von „retail clinics"

Anstatt eines Arztes, der Patienten behandelt, wie es in Deutschland üblich und notwendig ist, werden die Leistungen in den „retail clinics" von „physician assistants" und „nurse practicioners" erbracht. Man beschränkt sich auf die Behandlung von nicht lebensgefährlichen Erkrankungen wie etwa allergische Reaktionen, Entzündungen, Erkrankungen der Atemwege, Impfungen, Übelkeit, Erbrechen und Präventionsangeboten. Eine präzise Auflistung aller von in „retail clinics" angebotenen Leistungen wird in Abbildung 3 dargestellt.

| | Retail Health Clinic | Walk-in Doctor's Office or Student Health Center*** | Urgent Care Center | Emergency Room |
|---|---|---|---|---|
| Who usually provides care | Physician assistant or nurse practitioner | Primary care doctor | Internal medicine, family practice, pediatric and ER doctors | • Any life-threatening or disabling condition |
| Sprains, strains | | | ■ | • Sudden or unexplained loss of consciousness |
| Animal bites | | | ■ | |
| X-rays | | | ■ | • Chest pain; numbness in the face, arm or leg; difficulty speaking |
| Stitches | | | ■ | |
| Mild asthma | | ■ | ■ | • Not breathing; severe shortness of breath |
| Minor headaches | | ■ | ■ | |
| Back pain | | ■ | ■ | • High fever with stiff neck, mental confusion or difficulty breathing |
| Nausea, vomiting, diarrhea | ■ | ■ | ■ | |
| Minor allergic reactions | ■ | ■ | ■ | • Choking, coughing up or vomiting blood |
| Coughs, sore throat | ■ | ■ | ■ | • Cut or wound that won't stop bleeding |
| Bumps, cuts, scrapes | ■ | ■ | ■ | • Major injuries |
| Rashes, minor burns | ■ | ■ | ■ | • Possible broken bones or head injury |
| Minor fevers, colds | ■ | ■ | ■ | • Domestic violence or sexual assault |
| Ear or sinus pain | ■ | ■ | ■ | • Suspected poisoning or overdose |
| Burning with urination | ■ | ■ | ■ | |
| Eye swelling, irritation, redness or pain | ■ | ■ | ■ | |
| Vaccinations | ■ | ■ | ■ | |

***Student Health Center services may vary.

Abb. 3: Leistungen von „retail clinics", Ärzten, Notfallkliniken und Notaufnahmen im Vergleich (Blue Cross and Blue Shield of Oklahoma, o.J.)

Die Leistungen unterliegen einer Standardisierung, was Vorteile für betriebliche Abläufe und letztendlich den Kunden mit sich bringt. Zum einen ist es dadurch möglich, die Betriebskosten und somit die Preise für den Endverbraucher möglichst gering zu halten und zum Anderen können viele Kunden durch die korrekte Umsetzung des Geschäftsmodells generiert werden. Die Wartezeiten sind geringer bis gar nicht vorhanden und es ist für Kunden möglich, ohne einen Termin behandelt zu werden, was sich positiv auf die customer journey auswirkt (RAND Corporation, 2016). Das ist auch der Grund, warum viele Kunden die „retail clinics" aufsuchen anstatt sich in einer Arztpraxis oder einem Krankenhaus behandeln zu lassen.

# 4 Kundenmanagement von „retail clinics"

## 4.1 Beschreibung der Zielgruppe

Die Leistungen der „retail clinics" können von jedem Besucher, der die Leistungen bezahlen kann, wahrgenommen werden. Das Angebot richtet sich somit an die breite Bevölkerung. Nach RAND Corporation (2016) ist die größte Gruppe der Kunden der „retail clinics" mit 43% aller Behandlungen im Alter zwischen 18 bis 44 Jahren. Nur 23% der Personen aus dieser Gruppe haben zuvor einen Hausarzt aufgesucht. Zwei Drittel der erbrachten Leistungen in den „retail clinics" wurden von den Krankenkassen bezahlt, was relativ gering ist im Vergleich zu den durch die Krankenkassen abgerechneten Arztbesuche, welche bei 90% liegen. 90% der wahrgenommenen Leistungen stammen aus dem Bereich Prävention und die restlichen 10% stellten Therapien gegen Behandlungen gegen Atemwegserkrankungen, Sinusitis, Bronchitis, Impfungen, Sodbrennen, Ohrentzündungen, Bluttests und Harnwegsinfekte dar. Ergo besteht die Zielgruppe aus gesunden Bürgern, die ihre Gesundheit präventiv verbessern wollen und kranken Bürgern, die ihre Beschwerden behandeln lassen wollen.

## 4.2 Einordnung der Zielgruppe als Kunden oder Patienten

Die Frage, ob die Zielgruppe der „retail clinics" als Kunden oder Patienten bezeichnet werden können, kann nur subjektiv beantwortet werden. Für beide Ansichten gibt es diverse Argumente, die in diesem Kapitel erörtert werden.

Angesichts der Auswahl der angebotenen medizinischen Leistungen besteht zunächst die Annahme, dass die Zielgruppe Patienten seien. Dagegen spricht jedoch, dass die „retail clinics" ebenso Präventionmaßnahmen anbieten, was eher auf Kunden hindeutet, da sie nicht zur Therapie von Erkankungen dienen. Womöglich werden gesunde Kunden, die präventiv ihre Gesundheit verbessen wollen, nicht angesprochen, wenn sie als Patienten betitelt werden, da der Status eines Patienten eine Krankheit impliziert.

Zudem kommt, dass in den „retail clinics" eine transparente und klare Preisstruktur herrscht, was den Kunden eine Auswahl an Therapien ermöglicht und an das System in Einzelhandel erinnert. Im deutschen Gesundheitssystem entscheidet der Arzt nach einer gestellten Diagnose, welche Angebote optimal zu seinen Patienten passen. Ergo haben Patienten keinen bis minimalen Einfluss auf die verschriebenen Maßnahmen, während sie in den „retail clinics" frei entscheiden können.

„Retail clinics" befinden sich in einem Wettbewerb in der freien Wirtschaft und werben mit ihren Angeboten aktiv im Markt um Kunden, indem sie das bestmögliche Angebot zum möglichst geringen Preis anbieten. Dieses Argument spricht ebenso für die Bezeichnung „Kunde". Vergleichsweise wird bei einer Behandlung bei einem Arzt nicht versucht, die günstigste, sondern die beste Lösung für ein Gesundheitsproblem eines Patienten zu finden.

Letztes Argument ist, dass „retail clinics" Marketing für ihre Leistungen, ähnlich wie im Einzelhandel betreiben, um eine möglichst große Zielgruppe ansprechen zu können. Für Ärzte, zumindest in Deutschland, besteht nach §27 Absatz 3 MBO-Ä ein Verbot für anpreisende, irreführende und vergleichende Werbung.

Betrachtet man die Kerne der Argumentation, so wird erkennbar, dass aufgrund des Geschäftsmodells, des Angebots und der Praktiken bei der Zielgruppe eher von „Kunden" gesprochen werden kann, auch wenn „retail clinics" medizinische Produkte und Dienstleistungen anbieten.

## 4.3 Drei Dimensionen von Wettbewerbsvorteilen

Um die Vorteile der „retail clinics" im Wettbewerb zu analysieren wird das Modell der Wettbewerbsvorteile von Meffert & Wolde-Lübke (2017) angewandt. Die drei Dimensionen von Wettbewerbsvorteilen lauten Differenzierungsvorteile, Kostenvorteile und Zeitvorteile (Meffert et al, 2017, S.225-226).

Differenzierungsvorteil: „Retail clinics" haben sich auf die Behandlung von simplen Erkrankungen und unkomplizierten Eingriffen spezialisiert. Anstatt möglichst viele Behandlungen anzubieten, ordnen sie sich strategisch im Markt ein und schließen die Nische zwischen medizinischer Praxis und „convenience store". Was sie zuzüglich von konservativen medizinischen Praxen und Kliniken unterscheidet sind die Öffnungszeiten, die denen der Supermärkte ähneln und ein größeres Zeitfenster für den Kunden bieten, sich behandeln zu lassen. Eine weitere Abgrenzung zu den Wettbewerbern ist ein Markierungsvorteil, denn die „retail clinics" stehen in enger Verbindung zu den Supermarktketten, zu denen die Kunden Vertrauen aufgebaut haben. Besteht ein gewisses Vertrauen in die Kette, so besteht dieses ebenso in die „retail clinic", die in dem Markt betrieben wird.

Kostenvorteil: Das Geschäftsmodell der „retail clinics" sieht eine Minimierung der Kosten für den Inhaber vor, die sich letztendlich auf die Kosten für die Behandlungen widerspiegeln. Es wird mit der Standardisierung und Rationalisierung der Ressourcen eine Kostenführerschaft als Strategie angestrebt, um das beste Preis-Leistung-Verhältnis anbieten zu können.

Zeitvorteil: Dass die „retail clinics" ausgeweitete Öffnungszeiten besitzen und der Besuch in der Klinik ohne einen Termin oder lange Wartezeit erfolgen kann, resultiert in einer hohen customer convenience (Kundenzufriedenheit) und verleitet dazu, spontan vor oder nach einem Einkauf die Klinik zu besuchen, um anschließend die Leistungen wahrzunehmen.

„Retail clinics" besitzen zusammenfassend strategische Vorteile gegenüber konservativen Leistungserbringern im Gesundheitssektor und nehmen eine starke Position im Markt ein.

# 5    Finanzmanagement von „retail clinics"

Der Begriff Finanzmanagement beschreibt alle Vorgänge innerhalb eines Betriebes, die mit Zahlungsströmen in Verbindung stehen. Dies betrifft sowohl Ein- als auch Auszahlungen. Es geht über die verwaltende Tätigkeit hinaus und versteht sich als Anforderungsprofil des unternehmerischen Handelns (Guserl, Pernsteiner, Brunner-Kirchmair, 2022, S.2). Im nachfolgenden Abschnitt wird die Erlössystematik und die Kostenstruktur der „retail clinics" analysiert und dargestellt.

## 5.1   Erlössystematik von „retail clinics"

Anders als bei Leistungsanbietern in Deutschland bestehen für „retail clinics" relativ wenige gesetzliche Regularien, was den Betrieb, die Preisgestaltung, die Bereitstellung von Dienstleistungen und insbesondere die Finanzierung betrifft. Es herrschen die gleichen Mechanismen wie in der freien Marktwirtschaft, in der Angebot und Nachfrage den Preis bestimmen. Demnach sind die „retail clinics" frei in der Preisgestaltung und unterliegen aber einem starken Wettbewerb, was sich unmittelbar auf die Preise und den Umsatz auswirkt.

Neben der Investition der Shareholder sind die Einnahmen durch die Behandlung der Kunden die einzige Einnahmequelle der „retail clinics". Während die Kunden die Kosten anfangs gänzlich privat übernehmen mussten, übernehmen nun Krankenversicherungen Teile oder die gesamten Kosten der Behandlung. Grund dafür, dass die Versicherungen die Kosten tragen, ist, dass die Versicherungen durch Gesunderhaltung und die günstige Behandlung Kosten einsparen können (Scott, 2006).

## 5.2   Kostenstruktur von „retail clincs"

Die Kosten für den Betrieb einer „retail clinic" hängen im Wesentlichen von vier Faktoren ab: Personalkosten, Mietkosten, Betriebskosten und Ausstattung.

Das Personal besteht aus „nurse practioners" und „physician assistants", deren Kosten für eine Anstellung deutlich geringer sind als die eines Arztes. Zeitgleich befinden sich zwei bis drei Angestellte dieser Berufsgruppen in der Klinik.

Die Kosten für die Miete sind relativ gering, da die Fläche einer „retail clinic" im Dur-schnitt nur etwa 150 square feet und 250 square feet, umgerechnet zwischen 14m² bis 23m² beträgt (Bachrach, Frohlich, Garcimonde, Nevitt, 2015).

Für die Durchführung der in Kapitel 3.2 dargestellten und eher simplen Leistungen in den „retail clinics" ist keine hochpreisige Ausstattung notwendig, weswegen die Ausstattung der Praxis mit geringsten Mitteln, die für den usecase nötig sind, möglich ist. Zuzüglich zu der Ausstattung fallen Kosten für medizinische Produkte wie beispielsweise Sterile Handschuhe, Spritzen und die Medikamente an. Auch die Anschaffung von Computer-systemen fallen unter den Aspekt der Ausstattung. Die Betriebskosten sind laufende Kos-ten wie zum Beispiel die zur Bereitstellung Strom und Wasser, Internetzugang, IT-Sys-teme (Scott, 2006).

Der größte Kostenfaktor stellt zu Beginn die einmalige Investition dar, die für die Eröff-nung einer „retail clinic" notwendig ist. Laut Bachrach, Frohlich, Garcimonde & Nevitt (2015) beläuft sich diese Summe auf einen Betrag zwischen 50000$ und 250000$, welche zum Großteil für die Renovierung der Räumlichkeiten notwendig sind. Die Kosten kön-nen aber aufgrund der Tatsache, dass eine „retail clinic" in einem Jahr 500000$ Umsatz erwirtschaften kann, schnell gedeckt werden.

Eine größere „retail clinic" mit einer Fläche von 450 square feet, also 42m², generiert im Durchschnitt jährliche Kosten in Höhe von 600000$ und benötigt bei einem durchschnitt-lichen Umsatz von 52$ pro Patient 11500 Patienten jedes Jahr, um wirtschaftlich zu sein. Das entspricht 220 Patienten pro Woche oder 30 Patienten pro Tag (Scott, 2006).

# 6 Übertragung des Konzepts „retail clinic" in das deutsche Gesundheitssystem

Das Geschäftsmodell der „retail clinics" wurde im Rahmen dieser Arbeit vorgestellt und aus finanzieller sowie organisatorischer Perspektive beleuchtet. Es gilt zu untersuchen und zu erörtern, ob eine Übertragung des Konzept auf den deutschen Gesundheitsmarkt stattfinden kann.

## 6.1 Chancen und Schwierigkeiten

Vergleicht man das Gesundheitssystem der USA mit dem Gesundheitssystem in Deutschland, so findet man durchaus viele Verschiedenheiten. Allen voran stehen die gesetzlichen Regularien und die bestehenden Strukturen in Deutschland. Da das deutsche Gesundheitssystem stark reguliert ist und seit dem Jahr 1883 besteht, ist es schwierig, Innovationen und Veränderungen voranzubringen. Die Leistungserbringung und Behandlung in den „retail clinics" stehen im starken Kontrast zu den Prozessen des deutschen Gesundheitssystems, da der erste Gesundheitsmarkt kein freier Markt ist.

Nach Schwarzbach (2008) ist eine Umsetzung des Konzepts der „retail clinic" nur möglich, wenn die Strukturen im deutschen Gesundheitssystem verändert werden und alle Akteure, also die Bevölkerung, Leistungserbringer und verwaltende Dritte neu aufeinander abgestimmt werden. Es gilt die Finanzierung zu regeln und sicherzustellen. Ebenso müssen Gesetze wie zum Beispiel die Bundesärzteordnung oder das Krankenpflegegesetz neu verhandelt und erlassen werden, um den Rahmen für die Arbeit der involvierten Berufsgruppen zu schaffen.

Auch die Verteilung von Arztpraxen ist streng durch die kassenärztlichen Vereinigungen geregelt, um eine flächendeckende, ambulante Versorgung in allen Regionen sicherstellen soll. Diese Ordnung kann nicht gewährleistet werden, wenn „retail clinics" sich auf dem freien Markt etablieren.

Dennoch gibt es neben den Problemen auch Chancen, die „retail clinics" ermöglichen können. Die Etablierung einer Versorgung durch „retail clinics" kann kritische Strukturen des Gesundheitssystems entlasten. Das kann zur Folge haben, dass die Kosten der Gesundheitsausgaben reduziert werden und sich Arztpraxen, Krankenhäuser und Notaufnahmen auf die schwerwiegenderen Erkrankungen und Notfälle konzentrieren können.

Die Verfügbarkeit von „retail clinics" kann die internen und externen Barrieren senken, denen Patienten ausgesetzt sind, denn ohne Termin, langer Wartezeit und bürokratischem Aufwand sind Kunden eher gewillt, die Behandlung in einer „retail clinic" wahrzunehmen anstatt den Arzt aufzusuchen.

Auch unterversorgte Regionen können von den „retail clinics" profitieren, denn anstatt dass Bürger keine Behandlung in Anspruch nehmen können ohne einen weiten Weg auf sich zu nehmen, wäre es ihnen ermöglicht, ihre notwendige Behandlung regional wahrzunehmen.

Das Angebot von Präventionsmaßnahmen in „retail clinics" kann die Verbesserung der allgemeinen Gesundheitssituation bewirken, da laut des Statistischen Bundesamts (2024) Herz-Kreislauf-Erkrankungen, Krebs, Erkrankungen des Atmungssystems und Erkrankungen des Verdauungssystems mit akkumulierten 71% die häufigsten Todesursachen in Deutschland sind. Viele dieser Tode hätten hinausgezögert oder verhindert werden können, da Sport und gesunde Ernährung sich positiv auf die Faktoren auswirken, die diese Krankheiten begünstigen.

Es lässt sich zusammenfassen, dass „retail clinics" ein großes Potential für den deutschen Gesundheitsmarkt bieten, diese aber jedoch ohne Veränderungen im Gesundheitssystem nicht umgesetzt werden können. Der gesetzliche Rahmen, der Zuständigkeit und Finanzierung regelt, stellen eine größte Hürde dar.

## 6.2 Interessenten für das Konzept der „retail clinics"

Die Übertragung des Konzept der „retail clinics" bringt einige Gruppen hervor, die potentielles Interesse an der Umsetzung haben.

Die erste Interessensgruppe ist das Personal, genauer gesagt die Personengruppen Arzthelfer, Pflegepersonal und Krankenschwestern. Es entsteht ein neuer Berufszweig, der die Qualifikation dieser Berufsgruppen voraussetzt und andere Anforderungen mit sich bringt. Die Arbeit in einer „retail clinic" ist nicht körperlich belastend, wie es in der Pflege oft der Fall ist, da ein anderes Anforderungsprofil vorhanden ist. Da wenig Personal in den Kliniken vertreten ist, wird mehr Eigenverantwortung für die Behandlung der Patienten vorausgesetzt.

Die nächste Interessensgruppe sind Ärzte und Kliniken. Durch die Einführung von „retail clinics" werden Praxen und Kliniken entlastet, sodass mehr Kapazitäten für Notfälle und schwerwiegende Erkrankungen vorhanden sind. Mit der Expertise im medizinischen Bereich können Ärzte neben ihren Praxen auch „retail clinics" betreiben, um mehr Umsatz zu generieren. Dies setzt allerdings unternehmerisches Geschick voraus.

Die dritte Interessensgruppe sind Bürger. Bei einer erfolgreichen und flächendeckenden Versorgung von „retail clinics" mit ausgeweiteten Öffnungszeiten, einer guten Erreichbarkeit und der Möglichkeit, ohne Termin behandelt zu werden, profiteren sie von den

Leistungen der Einrichtungen. Es wird leichter sein, sich behandeln zu lassen, zumal die Hemmschwelle, den Arztbesuch zu organisieren, fällt.

Die vierte Interessensgruppe sind Unternehmen im Einzelhandel. Sollte das Modell nach amerikanischem Vorbild umgesetzt werden und der Großteil der „retail clinics" von Unternehmen aus dem Einzelhandel betrieben werden, so wird die Zielgruppe erweitert und eine starke Umsatzsteigerung ermöglicht. Es entsteht ein neuer Wirtschaftszweig und die Unternehmen steigen in den Gesundheitsmarkt mit ein.

Die fünfte Interessensgruppe sind Pharmaunternehmen. Da die Kunden selber entscheiden, welche Leistungen sie in Anspruch nehmen, und der Verkauf von Medikamenten in „retail clinics" möglich ist, können Pharmaunternehmen durch den freien Verkauf von Medikamenten höhere Umsätze generieren.

## 6.3 Vergleichbare Konzepte in Deutschland

Eine 1:1 Übertragung des Konzepts der „retail clinics" ist aufgrund der Gesetzeslage und der Struktur des Gesundheitssystems nicht möglich. Dennoch wurden Projekte und Konzepte in Deutschland geplant und bereits zum Teil durchgeführt, die stark an das Modell der „retail clinics" erinnern.

Das Projekt „Gesundheitskiosk", vorgestellt vom Bundesministerium für Gesundheit, soll Beratungsangebote in sozial benachteiligten Regionen aufbauen. Vorbild für dieses Projekt seien das finnische Äquivalent zu „retail clinics", die bereits seit einigen Jahren etabliert worden sind. Finanziert wird es von den gesetzlichen und privaten Krankenversicherung mit finanzieller Unterstützung der Kommunen. Primär wird eine beratende Funktion eingenommen, aber es können auch kleinere medizinische Behandlungen und Routineaufgaben wie Blutdruckmessung, Wundversorgung und subkutane Injektionen durchgeführt werden. Erledigt werden diese Aufgaben, ebenso wie bei „retail clinics", von examinierten Pflegekräften. Aktuell sind nur wenige der „Gesundheitskiosks" in Betrieb, aber es sollen künftig 1000 dieser Einrichtungen bundesweit aufgebaut werden (Bundesministerium für Gesundheit, 2022).

Die Fortbildungsmaßnahme VERAH ist ein Akronym aus Versorgungsassistent/in in der Hausarztpraxis und stellt eine Fortildungsmaßnahme für medizinsche Fachangestellte dar, die sie dahingehend schulen, delegierte Aufgaben zur Sicherstellung einer umfassenden Patientenbetreuung zu übernehmen und den Arzt somit zu entlasten (Institut für

Hausärztliche Fortbildung e.V., o.J.). Ähnlich wie in den „retail clinics" wird dem Personal mehr Eigenverantwortung zugesprochen, sodass sie Aufgaben weit über dem herkömmlichen Maß erledigen können.

Generell besteht der Trend, dass sich Shopping-Center in vielen Städten als sogenannte „Mixed-Use-Centern" neu positionieren und ihren Besuchern mehr als Shoppingmöglichkeiten anbieten. Darunter fällt auch unter anderem die Nutzung von Räumlichkeiten durch Arzt- und Gemeinschaftspraxen. Eine Analyse von Heptig (2023) ergab, dass in 40% der 57 untersuchten, neu errichteten Shopping Center, Arztpraxen vorhanden waren (Heptig, 2023).

# 7 Literaturverzeichnis

Bachrach, D., Frohlich, J., Garcimonde, A., Nevitt, K. (2015). Building a culture of health. The Value Proposition of Retail Clinics. Zugriff am 29.02.2024. Verfügbar unter https://www.manatt.com/uploadedfiles/content/5_insights/white_papers/retail_clinic_rwjf.pdf

Bey, Tareg (2001). Managed Care in den USA: Übermacht der Versicherungen. *Deutsches Ärzteblatt, 98, 51-52.*

Blue Cross and Blue Shield of Oklahoma (o.J.). *Doctor, Retail Clinic or ER? Quick reference guide for PPO network treatment resources.* Zugriff am 27.02.2024. Verfügbar unter: https://myahpcare.com/wp-content/uploads/2016/12/2017-18-OK-AcademicBlue_Level-of-Care_Member_Flier_r1.pdf

Braun, J., Robbers, J., Lakomek, H.-J. (2016) Qualität der Medizin in Deutschland – Eine Bestandsaufnahme. *Zeitschrift für Rheumatologie, 75,* 97-102.

Bundesministerium für Gesundheit. (2022). Gesundheitskiosk. Zugriff am 07.03.2024. Verfügbar unter https://www.bundesgesundheitsministerium.de/service/begriffe -von-a-z/g/gesundheitskiosk

Busse, R., Schreyögg, J., Stargardt, T. (2022). Management im Gesundheitswesen – Das Lehrbuch für Studium und Praxis. (5. Aufl.). Heidelberg: Springer.

Enzmann, W. (2015). Praxisausstattung. Auch das Umfeld entscheidet. *Der Allgemeinarzt, 37* (15), 23-25.

Gerste, R. D. (2007). Retail Health Clinics. Medizin aus dem Supermarkt. *Deutsches Ärzteblatt, 104* (40), 2711-2712.

Guserl, R., Pernsteiner, H., Brunner-Kirchmair, T. M. (2022). Finanzmanagemet. Grundlagen – Konzepte – Umsetzung. (3. Aufl.) Wiesbaden: Springer Nature.

Heptig, M. (2023). Die Mischung macht's? Das Shopping Center wird zum Mixed-Use-Center. *Standort, 47,* 237-236.

Institut für Hausärztliche Fortbildung e.V. (o.J.) Was sind VERAH?. Zugriff am 07.03.2024. Verfügbar unter https://www.verah.de/was-ist-verah/was-sind-verah

Klimm, H.-D., Peters-Klimm, F. (2023). *Allgemeinmedizin. Der Mentor für die Facharztprüfung und für die allgemeinmedizinische ambulante Versorgung.* Stuttgart: Thieme.

McGough, P. M., Norris, Th. E., Scott, J. D. & Burner, T. G. (2017). Meeting the Demands of the Affordable Care Act: Improving Access to Primary Care. Population Health Managment, 20 (2), 87–89.

Meffert, H. & Wolde-Lübke, F. in (2017). Healthcare Marketing – marktorientierte Führung im Gesundheitsbereich. In C. Thielscher (Hrsg.), Medizinökonomie 2 (S. 211-254). Wiesbaden: Springer Fachmedien Wiesbaden.

Miani, C., Hinrichs, S., Pitchforth, E., Bienkowska, Gibbs, T., Disbeschl, S., Roland, M., Nolte, E. (RAND Corporations, Hrsg.). (2015). *Best practice. Medizinische Aus- und Weiterbildung aus internationaler Perspektive.* Zugriff am 25.02.2024. Verfügbar unter: https://www.rand.org/content/dam/rand/pubs/research_reports/RR600/RR622z1/RAND_RR622z1.pdf

RAND Corporation (2016). *The evolving role of retail clinics.* Zugriff am 25.02.2024. Verfügbar unter: https://www.rand.org/pubs/research_briefs/RB9491-2.html

Schwarzbach, C. (2008). Schematisierung der Gesundheitssysteme und Beispiele für Übertragungen. In Greiner, W., Von der Schulenburg, J.-M., Vauth, C. (Hrsg.) Gesundheitsbetriebslehre. Bern: Hans-Huber Verlag. S.481-496.

Scott, M. K. (2006). Health Care in the Express Lane: The Emergence of Retail Clinics. California Health Foundation. Zugriff am 01.03.2024. Verfügbar unter: http://www.saludygestion.com/archives/HealthCareInTheExpressLaneRetailClinics.pdf

Statista (2019). *Numbers of Retail Clinics in the United States from 2008-2018.* Zugriff am 25.02.2024. Verfügbar unter: https://www.statista.com/statistics/307264/number-of-us-retail-clinics/

Statistisches Bundesamt (2024). Todesursachen nach Krankheitsarten 2022. Zugriff am 03.03.2024. Verfügbar unter: https://www.destatis.de/DE/Themen/Gesellschaft-Umwelt/Gesundheit/Todesursachen/_inhalt.html#

Witowski, N. (2023). Retailers in healthcare: A catalyst for provider evolution. Zugriff am 01.03.2024. Verfügbar unter: https://www.definitivehc.com/sites/default/files/resources/pdfs/Retailers-in-healthcare_A-catalyst-for-provider-evolution.pdf

# 8 Abbildungs- und Tabellenverzeichnis

## 8.1 Abbildungsverzeichnis

## 8.2 Tabellenverzeichnis

# BEI GRIN MACHT SICH IHR WISSEN BEZAHLT

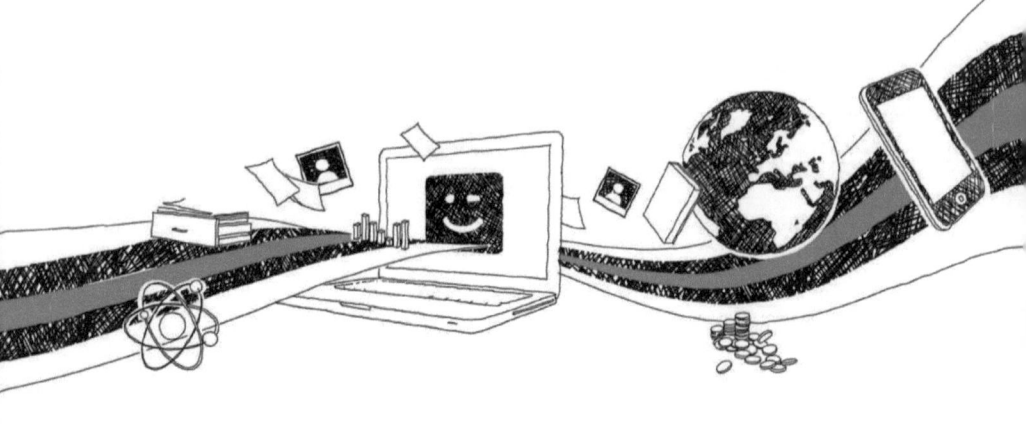

- Wir veröffentlichen Ihre Hausarbeit,
  Bachelor- und Masterarbeit

- Ihr eigenes eBook und Buch -
  weltweit in allen wichtigen Shops

- Verdienen Sie an jedem Verkauf

## Jetzt bei www.GRIN.com hochladen und kostenlos publizieren

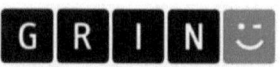